DU TRAITEMENT CHIRURGICAL

DE

L'OPHTHALMIE SYMPATHIQUE

AU MOYEN DE L'ÉNERVATION

PAR

LOUIS COLONNA

Docteur en médecine de la Faculté de Paris,
Ex-interne aliéniste à l'hospice général de Nantes,
Ex-interne des hôpitaux de Nantes,
Ex-aide d'anatomie à l'école de médecine de Nantes,
Prosecteur à la même école,
Membre de la Société anatomique de Nantes.

PARIS

LIBRAIRIE COTILLON

F. PICHON, SUCCESSEUR, IMPRIMEUR-ÉDITEUR,

24, RUE SOUFFLOT, 24.

1886

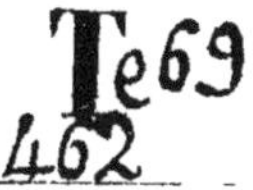

DU TRAITEMENT CHIRURGICAL

DE

L'OPHTHALMIE SYMPATHIQUE

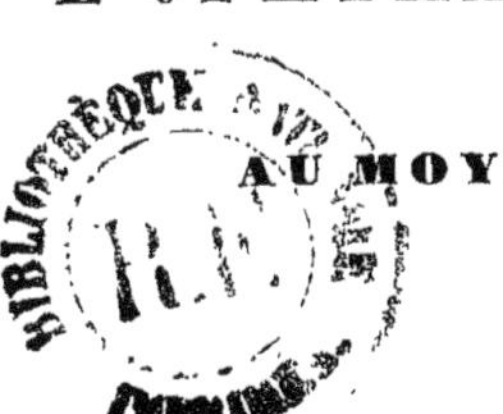

AU MOYEN DE L'ÉNERVATION

PAR

LOUIS COLONNA

Docteur en médecine de la Faculté de Paris,
Ex-interne aliéniste à l'hospice général de Nantes,
Ex-interne des hôpitaux de Nantes,
Ex-aide d'anatomie à l'école de médecine de Nantes,
Prosecteur à la même école,
Membre de la Société anatomique de Nantes.

PARIS

LIBRAIRIE COTILLON

F. PICHON, SUCCESSEUR, IMPRIMEUR-ÉDITEUR,

24, RUE SOUFFLOT, 24.

1886

A MES PARENTS

A MES MAITRES

A MES AMIS

A MON PRÉSIDENT DE THÈSE :

M. LE PROFESSEUR DUPLAY

Membre de l'Académie de médecine,

Chevalier de la Légion d'honneur.

DU TRAITEMENT CHIRURGICAL

DE L'OPHTHALMIE SYMPATHIQUE

AU MOYEN DE L'ÉNERVATION

INTRODUCTION.

Si les esprits sont encore divisés au sujet de la Pathogénie de l'ophthalmie sympathique, si l'on peut encore se demander par quel mécanisme les altérations de l'œil sympathisant retentissent sur l'œil sympathisé, tout le monde reconnaît que le processus inflammatoire suit le trajet des filets nerveux et l'on est d'accord que, pour arrêter le mal, le meilleur moyen est de lui barrer la route.

Trois procédés se trouvent en présence. L'Exentération, l'Énucléation et l'Énervation ou Névrotomie optico-ciliaire. C'est ce dernier procédé qui fera le sujet de notre thèse inaugurale; nous nous efforcerons de démontrer sa supériorité sur les deux autres, supériorité que lui donnent l'expérience acquise et les nombreux travaux entrepris dans ces dernières années par les physiologistes.

Avant d'aller plus loin, qu'il nous soit permis de remercier M. le professeur Dianoux, d'avoir bien voulu nous inspirer le sujet de notre thèse et nous guider de ses conseils. Nous le remercierons surtout de la bienveillante attention qu'il n'a cessé de nous témoigner durant notre séjour, comme interne, à la clinique ophthalmologique. Que M. le professeur Duplay, qui nous a fait l'honneur de présider notre thèse, que nos premiers maîtres de l'École de médecine de Nantes, dont l'enseignement nous a été si utile, daignent accepter tous nos remerciements.

DIVISION DU SUJET.

Voici quel est le plan que nous adopterons dans cette étude :

Nous définirons d'abord ce que nous entendons par ophthalmie sympathique.

Puis dans un premier chapitre nous parlerons des principales théories émises pour expliquer la pathogénie de cette affection, nous arrêtant particulièrement sur celle qui nous paraît la plus acceptable.

Nous passerons ensuite à l'étude du traitement et ce chapitre sera subdivisé de la façon suivante :

Première partie. — Résultats des recherches expérimentales sur les animaux.

Deuxième partie. — Constatation des mêmes résultats chez l'homme.

Court historique.

Troisième partie. — Manuel opératoire.

Quatrième partie. — Réponses aux objections contre l'énervation.

Cinquième partie. — Critique des deux procédés qui restent en présence de l'énervation, à savoir l'exentération et l'énucléation.

Chapitre III. — Observations.

Conclusions.

DÉFINITION.

Avec notre maître M. le professeur Dianoux, nous entendons par ophthalmie sympathique : « Un ensemble de lésions inflammatoires débutant le plus souvent d'emblée par l'iris et la choroïde et amenant l'occlusion de la pupille, l'adhérence de l'iris à la capsule du cristallin et finalement la dégénérescence fibreuse des membranes internes de l'œil avec toutes ses conséquences. C'est dire que nous séparons absolument l'irritation sympathique qui n'est nullement un premier stade et ne conduit peut-être jamais à l'ophthalmie (1). »

CHAPITRE PREMIER.

PATHOGÉNIE.

Par quel mécanisme l'inflammation de l'œil primitivement atteint se propage-t-elle à son congénère. Cette recherche a été l'objet de nombreux travaux et

---

(1) Dianoux, *Traitement chirurgical de l'ophthalmie sympathique*, communication au Congrès d'ophthalmologie. Paris, 1886.

a donné naissance à de nombreuses théories. De toutes ces théories, aujourd'hui deux seules restent en présence. L'une plus ancienne, qui attribue la propagation à l'inflammation de l'élément nerveux ; l'autre récente, due aux remarquables travaux de Deutschmann qui donne le rôle de conducteur à la gaîne lymphatique des nerfs.

Le créateur de la première théorie que nous pourrons appeler la théorie nerveuse est Mackenzie. « La principale voie, dit-il, par laquelle se produit l'ophthalmie sympathique est l'union des nerfs optiques. Il est extrêmement probable que la rétine de l'œil blessé est dans un état d'inflammation qui se propage le long du nerf optique jusqu'au chiasma, puis l'irritation inflammatoire est réfléchie à la rétine de l'œil opposé, le long du nerf optique. » Cette opinion fut combattue par Müller, Pagenstecker et Czerny, elle trouva au contraire d'ardents défenseurs dans Mooren, Colsmann et Alt.

En 1849, Tavignot donna le premier rôle aux nerfs ciliaires dans la transmission des phénomènes à distance, cette nouvelle hypothèse rallia presque tous les chirurgiens. Cependant ils ne furent pas tous d'accord sur le mécanisme de ce mode d'action. Pour les uns, les irritations de l'œil malade suivraient les nerfs ciliaires, arriveraient dans les centres nerveux et là se réfléchiraient sur les vaso-moteurs de l'œil sain pour y déterminer des troubles vasculaires nutritifs. Pour les autres, Reclus, Golzicher, il y aurait névrite, débutant par les filets nerveux primitivement atteints remontant jusque vers le bulbe, se réfléchissant là et devenant descendante, d'ascendante qu'elle était, finirait par atteindre l'œil opposé.

Depuis quelques années une nouvelle théorie s'est élevée, qui se rapproche de celle primitivement émise par Mackenzie, en ce sens qu'elle attribue au nerf optique le rôle de conducteur du processus morbide, mais qui en diffère parce qu'elle incrimine non plus l'élément nerveux, mais les gaînes lymphatiques de ce nerf. Cette théorie que l'on peut appeler la théorie lymphatique est due à Deutschmann.

Deutschmann, après quelques expériences préalables demeurées infructueuses, finit par trouver un corps qui produisait l'ophthalmie sympathique, à savoir les spores de la moisissure, *l'aspergellus fumigatus*. Il mit ces spores dans une solution de chlorure de sodium 3/4 0/0 et les injecta soit dans la gaîne du nerf optique, soit dans l'œil du lapin. Huit fois sur douze il produisit dans le premier œil, par l'injection d'un quart de seringue de Pravaz du mélange ci-dessus, tous les signes d'une papillite, tantôt passagère, tantôt se terminant par l'atrophie du nerf optique. Du sixième au quatorzième jour, la même altération, bien qu'avec une intensité un peu plus faible, apparaissait dans le second œil à l'examen microscopique, il retrouva les spores non altérés enveloppés de produits inflammatoires, avec névrite et péri-névrite optique, et même la pie-mère de la base du cerveau infiltrée de cellules lymphoïdes. Ces expériences prouvèrent donc d'une manière positive que l'ophthalmie sympathique peut se propager par le nerf optique. Deutschmann a observé plusieurs fois que la papille du nerf optique est l'endroit où l'inflammation est le plus accentuée. Il la considère donc comme un *locus minoris resistentiæ*.

Continuant ses recherches, Deutschmann arriva à des résultats encore plus précis. En répétant ses injections des mêmes spores quatre fois de suite à huit jours de distance environ, il provoqua non seulement l'inflammation du nerf optique mais celle de la rétine, de la choroïde, du corps ciliaire, l'opacification du corps vitré. Les nerfs ciliaires ne furent pas altérés. Craignant que les altérations du fond de l'œil ne fussent trop considérables pour être bien étudiées, il n'attendit pas que l'iris fût affecté. Dans quelques cas, l'inflammation ne s'était pas produite, Deutschmann attribua ses insuccès au fait que la plupart des spores s'enkystent sans former et sans produire d'inflammation. Il constata que là où elle s'était produite, elle suivait le trajet du nerf optique et de ses gaînes et qu'elle se propageait même sur la pie-mère de la base du cerveau. Et ce fait expliquerait les cas d'ophthalmie sympathique avec symptômes cérébraux comme ceux décrits par Mooren.

Deutschmann obtint des résultats semblables en injectant des substances dont l'action était purement chimique, par exemple, une goutte d'un mélange d'huile de croton et d'huile d'olive (huile de croton une partie, huile d'olive vingt parties). Le lapin en expérience mourut au bout de 18 heures et la transmission de l'inflammation atteignait déjà l'extrémité bulbaire du nerf optique du second œil. Puis il fit des essais avec le coccus du pus pris soit dans un furoncle soit dans un foyer d'ostéomyélite suppurée, dont il eut soin de se procurer des cultures pures. Ces coccus auxquels Rosenbach a donné le nom de *staphylococcus pyogenes aureus* furent mélangés avec un peu d'eau et injectés dans le corps vitré de l'œil gauche d'un gros lapin blanc. Le lendemain déjà Deutschmann constata un chémosis des synéchies postérieures, et dans le fond de l'œil un reflet jaunâtre, une infiltration du corps vitré, qui empêcha l'examen ophthalmoscopique. Le second jour, symptômes de méningite. La papille de l'œil très rouge, injectée, les vaisseaux distendus et sinueux : Troisième jour mort dans le coma. A l'examen microscopique on constata partout, depuis l'œil gauche primitivement injecté, le long du nerf optique droit et dans la papille droite, la présence du staphylococcus, mais la mort des animaux arrivait trop tôt pour observer les symptômes ultérieurs de l'ophthalmie sympathique du second œil. Il eut alors recours à un autre procédé. Il sectionna le muscle droit supérieur d'un autre lapin et avec un crochet-mousse il attira en avant le nerf optique, le sectionna au niveau du trou optique, injecta dans le bout périphérique une trace minime de *staphylococcus* mêlée à de l'eau distillée, puis lia soigneusement l'extrémité centrale du nerf afin qu'aucune partie de l'injection ne puisse sortir de l'œil. L'œil était alors remis en place, le muscle droit supérieur recousu. Effet immédiat, anesthésie de la cornée, dilatation moyenne et immobilité de la pupille; pupille pâle mais nettement limitée, vaisseaux petits mais bien visibles. Au bout de 4 à 5 heures, la pupille est de nouveau rosée comme avant la section, les vaisseaux de grandeur normale, la cornée claire, si l'on a eu soin de suturer les paupières. Le lendemain, pupille très rouge, tuméfiée en champignon, le fond de l'œil gris et diffus. Un jour plus tard, infiltration du corps vitré, iris décolorée, humeur aqueuse trouble, puis survint un hypopion et de nombreux dépôts jaunâtres se développèrent sur la membrane de Descemet.

L'inflammation avait alors atteint son summum d'intensité et l'animal put encore être sauvé par l'énucléation.

La propagation de l'inflammation de la papille jusqu'à l'iris exige toujours plusieurs jours et la mort rapide de l'animal explique pourquoi l'on a si rarement l'occasion d'observer l'ophthalmie sympathique jusqu'à l'apparition des symptômes de l'iritis. Mais comment l'animal meurt-il ? « Ce n'est pas par méningite, dit-il, bien que nous l'ayons observé dans le cas ci-dessus, mais dans toutes les autres expériences elle ne put être constatée, mais bien par une infection du sang comme l'ont positivement démontré les cultures pures faites avec le sang des animaux. » Pour bien expliquer l'absence habituelle de la méningite, Deutschmann admet que la circulation lymphatique dans les gaînes du nerf optique a lieu normalement dans une direction périphérique du cerveau vers l'œil. Si donc les microcoques en se développant peuvent du premier œil arriver jusqu'à la base du cerveau, ils sont normalement repoussés ensuite vers le second œil.

Deutschmann passant ensuite à l'examen des yeux humains énucléés pour cause d'ophthalmie sympathique, trouva cinq fois sur six des microcoques, mais la présence seule des microcoques ne démontre pas qu'ils soient la cause de l'infection sympathique. Pour arriver à ce résultat, il recueillit dans les yeux primitivement atteints un peu de matière purulente et en fit des cultures, toutes réussirent et toutes produisirent le *staphylococcus albus* de Rosenbach qui ne diffère du *staphylococcus aureus* que par sa couleur. De nouvelles inoculations avec le staphylococcus albus donnèrent des résultats absolument identiques à ceux obtenus avec l'aureus. Restait à démontrer la présence du staphylococcus dans un œil affecté secondairement par sympathie. Deutschmann trouva un cas convenable et la preuve positive fut faite par le microscope. Dans tous les cas où le pus n'était pas visible à l'examen microscopique, tout le tractus uvéal fut trouvé infiltré de cellules de pus surtout au pourtour du nerf optique. Deutschmann en conclut que lorsque l'inflammation primitive se développe dans les portions antérieures du globe elle se propage à l'iris, le corps ciliaire et la choroïde, jusqu'au nerf optique et cela plus fréquemment que par le corps vitré. En raison de tous ces faits il proposa d'abandonner le nom d'ophthalmie sympathique et de le remplacer par celui plus exact d'*ophthalmie migratrice.*

Enfin Deutschmann eut l'occasion d'observer un cas type d'ophthalmie sympathique. Blessure du premier œil par un éclat de pierre, déchirure de la cornée, de l'iris et du cristallin, cyclite purulente. Cinq semaines et demie plus tard, injection du second œil, photophobie, etc....., papille rouge, vaisseaux engorgés, infiltration grise péripupillaire de la rétine, légères opacités du corps vitré, iris normal, léger dépôt sur la membrane de Descemet. Après avoir désinfecté le sac conjonctival avec une solution d'acide phénique à deux pour cent, puis de sublimé au millième, Deutschmann recueillit une petite partie des dépôts de la membrane de Descemet, en fit des cultures et obtint le staphylococcus albus dont l'inoculation sur des lapins produisit une ophthalmie infectieuse destructive. La présence de ces dépôts sur la membrane de Descemet, tandis que l'iris était encore intact, parlait en faveur de la théorie de la transmission par le nerf optique.

Deux objections ont été faites à la théorie de Deutschmann : 1° si la soi-disant ophthalmie sympathique est produite par des micro-organismes, pourquoi la panophthalmie aiguë, dans laquelle les germes infectieux jouent sûrement le rôle principal la produit-elle si rarement ? 2° Il est prouvé que les synéchies postérieures sont souvent un des premiers symptômes de l'ophthalmie sympathique avant même que l'ophthalmoscope démontre des altérations de la pupille.

A la première objection, Deutschmann répond que les agents provocateurs de l'inflammation sont, ou évacués au dehors avec le pus par la perforation des enveloppes du globe, ou détruits et éliminés par l'abondante suppuration. La réponse à la seconde est qu'il est très possible d'admettre qu'une affection de la pupille puisse exister sans être encore visible et facile à reconnaître. En effet Deutschmann a observé au microscope l'inflammation du nerf dans un cas où l'ophthalmoscope ne révélait encore rien de pathologique, et en outre il est possible que dans certains cas l'inflammation se transmette plus vite de la gaîne du nerf optique à la choroïde qu'à la substance même de la pupille.

Telle est la théorie de Deutschmann à laquelle nous nous rallions parce qu'elle repose sur des expériences qui nous paraissent concluantes et qu'elle est en accord avec les idées actuelles au sujet de l'inflammation.

Mais quelle que soit la théorie que l'on adopte, le procédé opératoire que nous préconisons est applicable à tous les cas.

CHAPITRE II.

TRAITEMENT PAR L'ÉNERVATION.

Première Partie.

Avant d'entrer dans le domaine de la chirurgie pratique la névrotomie optico-ciliaire a été une opération de laboratoire et les nombreuses recherches entreprises à ce sujet ont produit les résultats les plus favorables à la méthode que nous préconisons.

La première partie de ce chapitre sera donc consacrée à consigner ces résultats. Nous procéderons par ordre chronologique.

Les premiers auteurs qui se sont occupés de ce point étudient surtout l'influence de la section nerveuse sur les altérations du fond de l'œil.

Kügel de Buckarest en 1863 constate le rétablissement rapide du cours du sang par une circulation collatérale qui s'établit entre la rétine et la choroïde.

Krause en 1863 constate l'absence de contraction réflexe du sphincter de l'iris et de l'orbiculaire sous l'influence de la lumière solaire.

Berlin en 1871 communique le résultat de ses expériences à la Société d'ophthalmologie d'Heidelberg. Il note le rétrécissement de la pupille chez les lapins, suivie au bout de deux ou trois jours de la dilatation, l'atrophie de la rétine, la dégénérescence des éléments nerveux, l'absence de contraction réflexe de l'iris sous l'influence de la lumière solaire, l'anesthésie complète ou partielle de la cornée. Il paraît considérer comme la règle les accidents de fonte de l'œil. Les troubles de nutrition observés, les altérations du fond de l'œil tiennent, d'après cet auteur, à la lésion des vaisseaux afférents et non à la distraction des nerfs ciliaires.

En 1874 Krenchel reprend les expériences de Berlin. Il constate qu'en diminuant le traumatisme on peut éviter les lésions trophiques du globe de l'œil. Pour bien connaître ce qui appartenait à la section des vaisseaux d'un côté et à celle des nerfs de l'autre, il allait sur des grenouilles sectionner le nerf optique au chiasma, alors la majeure partie des phénomènes signalés dans le fond de l'œil par Berlin ne se produisirent plus.

Pflüger de Berne dans ses expériences où il avait lié le paquet vasculo-nerveux optico-ciliaire, arriva à des résultats analogues à ceux décrits par Berlin en 1871. Il constata aussi l'établissement d'une circulation supplémentaire entre la choroïde et la rétine atrophiées.

En 1875 le docteur Boucheron voulant obtenir l'atrophic du globe oculaire, pratique chez le lapin et le chien la section du nerf optique et des nerfs ciliaires et il s'aperçoit que l'œil conserve sa forme et ne

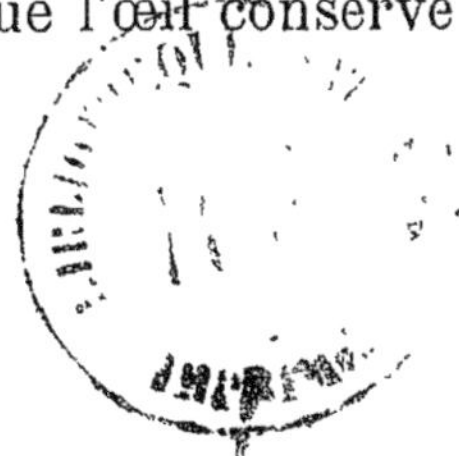

subit aucune altération. « D'après mes expériences, dit-il, dans son mémoire présenté à l'Académie des sciences, la section du nerf optique et des nerfs ciliaires n'amène généralement pas la désorganisation du globe oculaire. » Il observa en outre l'anesthésie de la cornée, de la constriction pupillaire, bientôt suivie de dilatation, des troubles de la circulation profonde de l'œil, de l'atrophie de la papille, l'intégrité de la cornée.

En 1881 paraît le travail de Poncet de Cluny sur la section vasculo-nerveuse optico-ciliaire (1). Il résulte de ses recherches que la section en bloc des vaisseaux et nerfs optico-ciliaire produit :

1° La formation rapide d'une circulation nouvelle par les anastomoses;

2° Une inflammation de la papille et de la rétine;

3° Une sclérose ultime de la membrane nerveuse avec adhérences vasculaires à la choroïde ayant comme résultat final la migration du pigment choroïdien.

Il observe qu'il existe toujours une très grande différence entre l'état des membranes au pôle postérieur près de la section et celle de la périphérie près des anastomoses vasculaires des ciliaires longues avec les ciliaires courtes et peut-être des artères rétiniennes. Il attribue ces lésions plus grandes à la

---

(1) Poncet de Cluny, *De la section vasculo-nerveuse optico-ciliaire* (*Archives d'ophth.*, 1881).

partie postérieure, à la section des artères ciliaires courtes.

Si la névrotomie optico-ciliaire amène souvent la fonte aiguë ou une inflammation telle de l'organe que l'énucléation en est la conséquence, la faute en est au traumatisme « Nous devons donc chercher à diminuer le traumatisme du pôle postérieur, le reporter en arrière pour éviter la transmission par continuité de tissu. » Dans l'énervation, l'opérateur ne cherchant qu'à couper les nerfs, doit autant que possible conserver l'intégrité des vaisseaux et pour cela il propose un procédé que nous décrirons dans le manuel opératoire.

A la même époque, Redart dans ses études expérimentales qui complètent celles déjà exposées dans sa thèse en 1879, arrive aux résultats suivants (1).

« Le traumatisme opératoire est la principale cause des accidents oculaires observés après la névrotomie optico-ciliaire. Dans les cas où les désordres ont été peu considérables, les suites ont été bénignes et la cornée a conservé sa transparence.

Il faut éviter avec soin de pénétrer dans la loge et le tissu retro-oculaire.

Les sections du nerf optique qui se font trop en arrière à sept ou huit millimètres ont le grand inconvénient, à notre avis, d'ouvrir la loge retro-oculaire et

(1) Redart, *Recherches expérimentales sur la section des nerfs ciliaires et du nerf optique* (*Arch. d'ophth.*, 1881).

d'exposer à des phlegmons graves. Quelques-uns de nos insuccès ont paru tenir aux désordres produits par nos instruments dans le tissu cellulaire de la loge postérieure de l'orbite.

L'hémorragie est une cause fréquente de phlegmon de l'orbite. Nous avons un des premiers signalé dans notre thèse le danger de l'hémorragie à la suite de la névrotomie et nous recommandions à cette époque de faire dans la conjonctive une large ouverture qui permît au sang, dans le cas d'hémorragie, de s'écouler facilement. La circulation de l'œil se rétablit au moyen des anastomoses et des ciliaires antérieures avec une grande facilité.

La dénudation trop complète du pôle postérieur de l'œil expose à des accidents inflammatoires consécutifs au traumatisme et à la lésion des vaisseaux ciliaires antérieurs par lesquels se rétablit la circulation. Nos expériences de sections des nerfs optiques et ciliaires ne sont pas favorables à l'opinion de ceux qui regardent ces branches nerveuses comme des nerfs trophiques. Avec Snelley, nous pensons que les altérations de la cornée qui suivent la névrotomie sont dues aux irritations mécaniques et traumatiques qui viennent atteindre la cornée insensible. Dans nos premières expériences dans lesquelles nous négligions de protéger la cornée, nous avions presque constamment des perforations avec ulcérations, nous avons depuis pratiqué la suture des paupières et les insuccès ont disparu.

Après la section des nerfs optique et ciliaire : la cornée conserve sa transparence, l'œil sa forme, son volume.

La tension oculaire chez nos animaux au bout de deux ans n'avait subi qu'une très légère diminution.

Dans les expériences où nous n'avons pas eu de phénomènes inflammatoires, de perforation cornéenne, l'œil a toujours conservé sa forme, son volume, pendant un temps très long. Nous avons montré à la Société de biologie des animaux que nous avons opérés depuis deux ans et qui ne présentaient pas trace d'atrophie oculaire. Nous ferons remarquer que dans ce cas il existe presque toujours des lésions profondes, atrophie de la pupille, de la choroïde, des cataractes, et que néanmoins l'œil n'a pas subi la moindre atrophie.

Le cristallin, le corps vitré restent généralement transparents. La sensibilité de la cornée revient du quatrième au sixième mois, d'abord par place pour devenir totale du dixième au quinzième mois.

Chez l'homme, le retour de la sensibilité après la névrotomie est fréquent, nous l'avons constaté très nettement sur une femme opérée depuis quatre mois.

Mooren, Alt, Mauthner, Watson, Hirschberg, Knapp, Pflüger, Laisati, Librecht, Dor, Raymond, ont signalé le retour de la sensibilité et des mouvements de la pupille.

Ce retour de la sensibilité indique une régénération nerveuse des nerfs ciliaires bien étudiée par Poncet de Cluny. »

Enfin pour terminer, citons les travaux de Becker, de Hirschberg, de Uhthoff, de Krause. Bien qu'il s'agisse d'études faites pour la plupart sur des yeux humains énucléés, ils trouvent ici leur place.

Uhthoff, dans un cas, a constaté un fait non encore signalé.

L'un des nerfs ciliaires offrait un renflement en massue, dû à une accumulation de microcoques entre les fibres nerveuses. Uhthoff se défend, d'ailleurs, expressément de voir dans cette dernière lésion l'explication du mécanisme de transmission de l'ophthalmie sympathique.

Krause a étudié le mode de régénération des nerfs ciliaires après la névrotomie sur quatre globes oculaires dont l'énucléation devint nécessaire ultérieurement. Deux mois après l'opération, la régénération des nerfs ciliaires est déjà assez avancée pour qu'on en trouve de nouveaux dans la sclérotique. Après trois mois et demi, on ne trouve plus de traces des nerfs atrophiés. Et au bout de deux ans, plus rien ne distingue les nerfs de nouvelle formation des anciens.

En résumé, après la névrotomie optico-ciliaire :

La circulation de l'œil se rétablissant au moyen des ciliaires longues antérieures et sa nutrition peut encore s'effectuer.

Le globe de l'œil conserve sa forme, son volume, sa tension.

La cornée, le cristallin, le corps vitré restent généralement transparents.

La sensibilité de la cornée reparaît.

Les membranes profondes de l'œil subissent des modifications importantes : atrophie de la rétine, de la choroïde, etc...

Les nerfs peuvent se régénérer.

En diminuant le traumatisme opératoire, on peut éviter les accidents consécutifs. Fonte de l'œil. Phthisie du bulbe, ulcérations de la cornée.

Deuxième Partie.

Appliquée à l'homme cette opération donne-t-elle les mêmes résultats. Les nombreuses observations cliniques de Boucheron, Dianoux, Abadie, Meyer, Schweiger, Schœler, Wadworth, Landsberg, Bunge, etc., et les études faites sur des yeux énucléés après l'énervation, nous permettent de répondre affirmativement. Il serait trop long et inutile de les reproduire ici. Nous exposerons du reste plus tard ces résultats lorsque nous répondrons aux principales objections posées contre l'énervation.

Avant d'aller plus loin, disons à qui revient l'honneur d'avoir doté la chirurgie d'une opération si importante et quels sont les chirurgiens qui ont le plus contribué à la vulgariser.

En 1866 Rondeau émit, le premier, l'idée de la section des nerfs ciliaires et du nerf optique chez l'homme, dans le cas d'ophthalmie sympathique; il décrivit un procédé qu'il ne mit du reste jamais en pratique.

C'esi à Boucheron en 1875 que revient le grand mérite d'avoir pratiqué pour la première fois cette opération dans le service du docteur Gillette. De 1877 à 1879 notre maître, M. le professeur Dianoux, la faisait aussi avec un plein succès et dans un mémoire présenté en 1879 à la Société de chirurgie, il donnait le résultat heureux de quatre observations qu'il faisait suivre des conclusions suivantes :

« De l'exposé de ces faits il résulte d'une façon incontestable :

1° La possibilité et le peu de gravité de l'opération que j'appellerai énervation du globe de l'œil;

2° La conservation du globe avec tout ou partie de ses propriétés constitutives;

3° L'action curative durable de l'opération et au point de vue des douleurs et au point de vue des phénomènes sympathiques. »

Depuis, M. Dianoux a opéré plus de quarante malades et avec un plein succès. Nous donnerons plus loin quatre observations des plus concluantes à cet égard.

Schœler, de Berlin, Abadie, Meyer, Wadworth, Landsberg, Bunge, ont obtenu eux aussi de nombreux succès.

Troisième Partie.

Manuel opératoire. — Il existe un grand nombre

de procédés que nous pouvons, à l'exemple de M. Redart, classer de la façon suivante :

A. Section sous-cutanée.

B. Section des nerfs sans intéresser les muscles.

C. Section des nerfs et section musculaire avec suture ou sans suture consécutive du muscle sectionné.

A. Le premier procédé est celui de Rondeau. Il consiste, « après avoir fait une petite ouverture à la partie supérieure et interne de la conjonctive, à introduire un petit ténotome courbe en le maintenant appuyé sur le globe de l'œil, on sectionne du même coup les nerfs ciliaires, le nerf optique et l'artère centrale de la rétine. » Ce procédé n'a jamais été employé.

B. A la seconde catégorie appartiennent le procédé de Boucheron, le premier procédé de Dianoux, qu'il a modifié depuis pour faire la section du droit interne. Et celui que conseille Poncet de Cluny, mais qui n'a encore été pratiqué que sur le cadavre.

Procédé de Boucheron. — Entre le muscle droit supérieur et le droit externe à un centimètre de la cornée, on coupe la conjonctive et la capsule de Tenon, on pénètre ensuite avec des ciseaux courbes entre la capsule et l'œil. Attirant alors en avant le globe oculaire saisi près de la cornée par de fortes pinces à griffes, on tend le nerf optique que les ciseaux touchent comme une corde rigide. Le nerf optique est sectionné, les nerfs ciliaires et les artères ciliaires sont aussi coupés avec quelques coups de ciseaux. Une petite hémorragie se produit et s'arrête facilement avec un peu de compression de l'œil.

Pour parfaire l'opération et être absolument sûr qu'on n'a laissé échapper aucun nerf ciliaire, lorsque la section du nerf optique et des nerfs ciliaires est achevée, on agrandit l'ouverture de la capsule et à l'aide d'une seconde pince à griffes on va saisir la sclérotique dans l'hémisphère postérieur de l'œil, ce qui met ainsi sous les yeux la section du nerf optique. On peut alors couper à son aise les nerfs ciliaires qui forment une couronne autour du nerf optique.

Premier procédé de Dianoux. — 1° Écartement des paupières avec le Blepharostat;

2° Section de la conjonctive et de la capsule de Tenon entre le droit externe et le droit inférieur, sur une longueur d'un centimètre et demi environ, parallèlement à la direction de ces muscles;

3° Section à coups de ciseaux courbes appliqués sur le globe comme dans la strabotomie;

4° Introduction du petit doigt jusqu'au contact du nerf optique ;

5° Section du nerf optique et des nerfs ciliaires sur le doigt servant de conducteur;

6° Dénudation avec les ciseaux de tout l'hémisphère postérieur;

7° Introduction du crochet à strabisme avec lequel

on s'assure qu'il ne présente plus aucune attache, ce qu'on peut faire également avec le doigt.

L'écarteur est alors retiré, une éponge imbibée d'eau froide appliquée sur les paupières, puis une compression légère est établie pendant les premières heures et remplacée par des compresses d'eau froide pendant les deux ou trois premiers jours.

Procédé de Poncet de Cluny. — 1° Section de la conjonctive entre le droit supérieur et le droit externe. Si l'œil est petit, si la fente palpébrale était rétrécie, nous n'hésiterions pas à fendre la commissure externe pour donner l'espace aux manœuvres, mais nous croyons dangereux de sectionner un quelconque des muscles; section de la capsule dans la même étendue que la conjonctive en débridant longitudinalement le long des muscles ce qui augmente encore l'étendue du champ opératoire tout en respectant les vaisseaux ;

2° Poser un fil dans le tendon du droit externe pour porter aisément le globe en dedans et en avant;

3° Séparation de la capsule avec l'hémisphère postérieur au moyen de la pointe mousse du ciseau courbe par des mouvements de va et vient en ayant soin de porter toujours l'instrument contre la face antérieure de la capsule, l'opérateur chemine ainsi lentement jusqu'à la découverte du muscle petit oblique qu'il respecte. Le nerf optique est en dedans et en bas formant une corde facilement accessible au petit doigt (procédé Dianoux). Eviter avec le plus grand soin toute manœuvre pouvant léser les membranes, comme le pincement de la sclérotique au pôle postérieur.

Une fois sur le nerf optique, continuer les mouvements d'isolement en portant toute la capsule et la conjonctive en arrière en suivant avec l'extrémité courbe des ciseaux le tronc du nerf optique;

6° Section du nerf après l'exploration digitale répétée et en se reculant au moins de six millimètres en arrière du pôle.

C. Dans la troisièmc catégorie, nous trouvons les procédés de Meyer, Abadie, Schœler, Schweiger.

Procédé de Meyer. — Dans ma manière d'opérer, dit Meyer, j'ai pris pour principe de rendre l'opération aussi facile et en même temps aussi rapide que possible. Dans ce but je détache la conjonctive de la moitié externe de la cornée et je débride le tissu sous-jacent sur toute la circonférence temporale du globe oculaire.

Après avoir passé un fil à travers l'extrémité antérieure du muscle droit externe j'en pratique la ténotomie et, conduisant les ciseaux le long du globe oculaire, je sectionne le nerf optique. Il est alors facile de tourner l'œil en dedans de façon à présenter le pôle postérieur dans la fente palpébrale. Et dans cette position je pratique la dénudation de la sclérotique dans l'étendue de un centimètre autour du nerf optique, on est alors sûr d'avoir sectionné tous les nerfs ciliaires postérieurs. Deux ou trois filets cheminent quelquefois sur la sclérotique et ne traversent cette membrane que dans le voisinage de l'insertion des muscles droits externes ou internes (Cruvehlier). Après avoir ramené le globe dans sa position normale, je sectionne encore ces derniers filets nerveux, après avoir pratiqué la ténotomie du muscle droit interne. Il ne me reste plus qu'à rattacher les muscles à leur place normale pour assurer la mobilité de l'œil, et avec un peu d'habitude on obtient facilement ce résultat. Lorsque la conjonctive a été détachée dans une très grande étendue j'applique encore une ou deux sutures conjonctivales. Le pansement consiste en des nettoyages avec une solution d'acide borique 4 0/0 et l'emploi du bandage compressif.

Procédé de Schweiger. — La conjonctive et la capsule de Tenon sont incisées à trois millimètres en arrière de l'insertion du droit interne. Le muscle est libéré puis chargé sur deux crochets-mousses à strabisme dont l'un tire l'œil en dehors, l'autre attire le muscle en avant et en dedans de l'orbite. On passe un fil de cadgut à travers le muscle à cinq millimètres de son insertion. On fait une ligature pour fixer le muscle. Un autre fil est passé de la même façon dans le tendon et la conjonctive correspondante. On sectionne le muscle entre ces deux fils. On élargit la place dans la direction des droits supérieurs et inférieurs, et à l'aide d'une airigne double implantée le plus en arrière que l'on pourra dans la sclérotique, on attire le globe en avant et en dehors. Armé d'une paire de ciseaux courbes sur le plat, l'opérateur cherche le nerf optique et va le couper tout contre le trou optique, on fait alors basculer le globe de l'œil de façon à amener sous les yeux l'entrée du nerf optique et on coupe ce nerf exactement contre le globe. On détache les insertions des obliques et l'on dissèque la partie postérieure du globe. Enfin on replace l'œil, on ferme la plaie à l'aide des deux fils dont nous avons parlé plus haut. On réunit par quelques points de suture la fente palpébrale pour limiter l'exophthalmie produite par l'hémorragie qui suit l'opération. Ces sutures sont enlevées au bout de quatre jours.

Nouveau procédé du professeur Dianoux. — 1° Section d'un large pli conjonctival parallèle au bord de la cornée, de dimension suffisante correspondant à l'insertion du muscle à diviser ;

2° Section du droit interne préalablement traversé par une suture qui sert à le maintenir;

3° Dénudation du globe jusqu'au nerf optique. Le dos du ciseau tourné vers la paroi interne de l'orbite permet d'éviter l'artère ophthalmique ;

4° Section du nerf optique sur la cuiller échancrée;

5° Le globe est retourné, dénudé avec soin, section des obliques ;

6° L'œil est ramené en place ou laissé à angle droit, suture de la conjonctive.

Compresse trempée dans une solution de sublimé. Bandeau compressif.

MM. Abadie, Schœler, Meyer, coupent le droit externe. Dianoux et Schweiger le droit interne.

M. Abadie après s'être assuré de la dénudation complète de l'hémisphère postérieur et une fois l'hémorragie arrêtée et l'œil remis en place procède au pansement sans suturer le muscle. MM. Dianoux, Meyer, Schœler, Schweiger, au contraire, pratiquent cette suture.

Les procédés comme on le voit sont nombreux; encore ne les avons-nous pas tous donnés. Sans entrer dans la discussion de chacun d'eux, nous dirons pour notre part :

1° Que la section d'un muscle et une large ouverture à la conjonctive sont nécessaires pour éviter, en cas d'hémorragie trop abondante, l'accumulation du sang en arrière du globe de l'œil, l'exophthalmie consécutive et l'infiltration de ce sang dans le tissu cellulaire rétro-oculaire.

Cette section est surtout nécessaire pour permettre de luxer l'œil et d'amener le pôle postérieur en avant sous les yeux de l'opérateur afin qu'il puisse s'assurer que tous les filets nerveux ont été coupés ;

2° Nous pensons qu'il faut diminuer autant que possible le traumatisme opératoire. Nous en avons signalé plus haut les dangers. Pour cette raison rejetterons-nous tous les moyens violents pour amener en avant la partie postérieure du globe de l'œil : pince à griffes de Boucheron, crochet de Meyer, airigne de Schweiger, le doigt suffit si l'on s'est créé une voie suffisamment large. Pour cette même raison nous rejetterons la dénudation trop étendue du pôle postérieur autour du nerf optique, elle expose en outre à la section des vaisseaux importants pour la nutrition de l'œil ;

3° Afin d'éviter l'ouverture de la loge postérieure, nous ne ferons pas la section du nerf optique trop en arrière. Nous ne la ferons pas non plus au ras de la sclérotique car on s'expose à la section des artères. A l'exemple de Poncet de Cluny nous sectionnerons le nerf à six millimètres en arrière du pôle, ce qui donne une sécurité suffisante pour couper tous les nerfs ciliaires ;

4° Nous ferons la ténotomie du droit interne de préférence parce qu'alors le dos du ciseau courbe se trouvant tourné du côté interne de la loge orbitaire on aura plus de sécurité pour ne pas blesser l'artère ophthalmique ;

5° Enfin nous ferons la suture du muscle divisé à moins que nous n'ayons une hémorragie abondante, ce qui est excessivement rare.

Est-il nécessaire de dire que toutes les précautions antiseptiques doivent être prises ? Les instruments seront flambés et trempés dans une solution de sublimé. Le pôle postérieur de l'œil sera soigneusement lavé avec cette même solution avant d'être remis en place.

Quatrième Partie.

Nous allons maintenant répondre aux objections soulevées contre l'énervation comme méthode en général et en particulier comme traitement de l'ophthalmie sympathique. Si nous arrivons à les réfuter, nous aurons rempli une grande partie de notre programme. Pour terminer il ne nous restera plus qu'à faire la critique des autres procédés qu'on lui oppose : l'exentération et l'énucléation.

1° *C'est une opération praticable peut-être sur le cadavre, mais très difficile sur le vivant.* — Tous les partisans de cette opération qui l'ont pratiquée maintes et maintes fois la déclarent au contraire facile. « La névrotomie optico-ciliaire est une opération facile et nullement dangereuse » (Redart). — « La section des nerfs ciliaire et optique est une opération qui peut être pratiquée sans grande difficulté sur l'homme vivant. » (Boucheron). — « On peut, par une opération facile à pratiquer et dépourvue de gravité, rendre l'œil primitivement dangereux complétement inoffensif. » (Dianoux). Nous l'avons vu exécuter nous-même par notre maître, M. le professeur Dianoux, et elle nous a paru à nous aussi assez facile. Il est vrai que nous avions affaire à un opérateur habile ; mais l'habileté ne doit-elle pas être une des grandes qualités du chirurgien, surtout quand il opère sur un organe aussi délicat que l'œil ?

2° *Difficulté de séparer la conjonctive du globe oculaire dans les cas où l'inflammation a amené des adhérences entre la conjonctive et la capsule de Tenon.* — Dans ce cas la dissection sera, il est vrai, plus laborieuse, mais non pas impossible. Nous avons lu plusieurs observations de ce genre, entre autres une de M. Abadie, l'opération a été plus longue, mais elle a pu s'effectuer.

3° *Hémorragie grave, précoce ou tardive amenant la propulsion du globe, suivie de sphacèle de la cornée et de panophthalmie.* — Ceux qui ont le plus souvent pratiqué l'énervation, ont rarement observé de ces hémorragies redoutables. « Pour ma part, dit Meyer, je n'ai jamais observé rien de pareil, bien que parmi mes opérations il y en ait de pratiquées sur des yeux ayant considérablement augmenté de volume ainsi que sur des yeux légèrement atrophiés (1). » Poncet de Cluny, dans un travail (*Dossier de l'Énervation*), où il analyse cinquante-trois cas dûs à la pratique de Landsberg, Wadworth, Hirschberg, s'exprime en ces termes : « Nous ne parlerons pas de l'hémorragie ni de l'ophthalmie immédiate, si cette légère complication se déclare, elle n'entrave pas le plus souvent le résultat définitif (2). » Chez tous les malades opérés par M. Dianoux, la perte de sang a été insignifiante. Du reste, en suivant la règle de conduite que nous avons tracée dans

(1) Meyer, *La valeur thérapeutique de la névrotomie optico-ciliaire* (*Journal de Thérapeutique*, 1880).

(2) Poncet de Cluny, *Dossier de l'énervation* (*Progrès médical*, 1882).

le manuel opératoire, cette hémorragie ne sera jamais abondante et, dans le cas où elle le deviendrait, la section musculaire et la large ouverture pratiquée sur la conjonctive, permettrait au sang de s'écouler et l'empêcherait de s'infiltrer dans le tissu cellulaire retro-oculaire ce qui est une cause de phlegmon.

4° *Phlegmon retro-oculaire.* — C'est un accident rare. Nous venons de voir comment on pouvait éviter une de ses causes. Il survient encore à la suite de l'ouverture de la loge postérieure. On ne commettra pas cette faute en ne portant pas trop en arrière la section du nerf optique. La malpropreté des instruments peut aussi produire le phlegmon. On aura donc soin de les flamber et de les laver avec un liquide antiseptique.

Retour de la sensibilité. Réapparition des accidents d'ophthalmie sympathique, après l'énervation. Régénération nerveuse. — Les adversaires de l'énervation expliquent le retour de la sensibilité qui leur paraît un accident fâcheux, par une section incomplète avec contusion des filets nerveux respectés, ou par une régénération des nerfs.

Il existe des cas où l'opération a été conduite de telle sorte qu'aucun filet nerveux n'a échappé à la section et où cependant la sensibilité s'est reproduite d'une manière si rapide qu'il était impossible de parler de régénération. C'est ce qui s'est passé dans plusieurs cas cités par Landsberg. Comment expliquer ce fait? Krause assistant de Hirschberg avait tenté d'en donner l'explication dans un mémoire où il analyse quatre observations de névrotomie qui ont été suivies d'énucléation à la clinique du professeur de Berlin. C'est après ces examens qu'il attribue à la névrotomie, l'augmentation du nombre et du diamètre des nerfs ciliaires par suite de l'irritation chirurgicale, se rangeant aux idées de Ranvier sur le développement par bourgeons après la section de chaque extrémité du filet nerveux.

Voici la réponse que fait Poncet de Cluny à cette explication de Krause: « Les résultats auxquels est arrivé Krause sont assurément curieux, mais ils sont passibles d'objections. D'abord rien n'est plus variable que le nombre et le diamètre des nerfs ciliaires dans une coupe de la sclérotique faite au hasard. Ensuite il ne faut pas oublier que les bulbes énucléés étaient atrophiés à un haut degré, la sclérotique ratatinée, et assurément dans un même espace un petit bulbe phthisique doit contenir plus de filets ciliaires qu'une sclérotique normale. »

Pour nous, sans nous évertuer à chercher de ces explications plus ou moins ingénieuses, nous dirons qu'il s'agit ici d'une sensibilité suppléée. La suppléance de la sensibilité est un fait bien connu, pourquoi ne l'admettrions-nous pas dans ce cas? Et du reste en quoi cette sensibilité peut-elle nous inquiéter? Loin de s'en préoccuper, dit M. Dianoux, et avec raison, on doit s'en applaudir car elle permet à l'œil de se défendre, grâce au clignement, des ulcérations névro-paralytiques.

Mais, dira-t-on, les nerfs peuvent se régénérer, M. Poncet et d'autres l'ont constaté. Or cette régénération ne peut-elle pas amener le retour de la sensibilité et, ce qui est plus grave, la réapparition des accidents d'ophthalmie sympathique. Nous ne nions pas cette régénération nerveuse, nous l'avons noté plus haut, mais nous avons noté aussi les modifications importantes que la névrotomie optico-ciliaire amène dans les membranes profondes de l'œil, atrophie de toutes ces membranes avec prédominance marquée du côté de la pupille. « Or, dit M. Dianoux, quel fâcheux résultat peut donc produire la soudure ultérieure, voire même la régénération des nerfs et des voies lymphatiques sur un œil si profondément modifié ; mais si ce danger préoccupe quelques esprits timorés il existe pour eux un moyen bien simple de se rassurer. Au lieu de suturer le tendon du droit interne divisé, il n'y a plus qu'à laisser l'œil en divergence ou même à exagérer cette position par une suture provisoire, de telle façon que l'extrémité oculaire du nerf optique fasse un angle droit avec l'extrémité centrale. Un avancement pratiqué plus tard aussi tard qu'il plaira ramènera l'œil en bonne position. Voilà un artifice bien simple. Je n'ai point l'intention d'en user parce que je le considère comme superflu, mais je ne vois pas quelle objection sérieuse on pourrait faire à l'énervation ainsi pratiquée (1).

Quant à la réapparition de l'ophthalmie sympathique longtemps après l'énervation, nous dirons que nous n'y croyons pas et que l'on a pris pour accidents d'ophthalmie ce qui était attribuable à la névralgie ciliaire et à l'irritation sympathique consécutive. Pour nous l'ophthalmie sympathique ne se développe plus quatre ou cinq semaines après la disparition de l'inflammation sur l'œil blessé. C'est l'opinion de M. le professeur Dianoux émise dans le mémoire qu'il vient de lire tout récemment au congrès d'ophthalmologie : « les exemples d'ophthalmie sympathique développée plusieurs années après le traumatisme, après toute disparition de la cyclite sont de fausses interprétations résultant soit d'une confusion avec l'irritation sympathique, soit d'une coïncidence fortuite. » C'est aussi l'opinion de Schweiger manifestée dans un travail dont le but est précisément de réagir contre la tendance à voir partout des ophthalmies sympathiques et à se hâter de pratiquer l'énucléation de l'œil.

La plupart du temps voici ce qui arrive. On pratique l'énervation d'une manière incomplète en ce sens que quelques filets ciliaires ont échappé à la section parce que, par exemple, on a négligé de retourner l'œil en avant pour faire l'examen du pôle posté-

(1) Dianoux, *Traitement chirurgical de l'ophthalmie sympathique*, communication au Congrès d'ophthalmologie. Paris, 1886.

rieur. Or quelque temps après l'opération, quelques années même, le malade éprouve des douleurs dans l'œil énervé, cet œil est injecté, du côté sain douleurs analogues, photophobie, etc... Aussitôt on diagnostique le retour de l'ophthalmie sympathique et on propose au malade l'énucléation. Celui-ci effrayé se laisse faire, et il perd son globe oculaire qui lui était très utile au point de vue cosmétique. C'est de point en point ce qui est arrivé à M. le Dr Mengin, de Caen, dans un cas dont il publie l'observation (*Recueil d'ophthalmologie*, année 1883, p. 505), et M. Mengin a tort quand il dit que cette observation vient démontrer une fois de plus le peu de confiance que l'on doit avoir dans les suites de cette opération. Il n'y a qu'à lire cette observation pour voir qu'elle ne prouve rien, sinon que M. Mengin a commis une faute dans le manuel opératoire : « Au lieu de luxer le globe et de tourner en dehors sa face postérieure pour constater la section complète de tout le paquet nerveux, nous fîmes, par crainte d'hémorragie, une suture très rapide » faute qui a amené le retour de douleurs dues à la névralgie ciliaire et à l'irritation et non à l'ophthalmie sympathique, parce que, sans aucun doute, quelques filets nerveux avaient été respectés.

Que fallait-il faire pour débarrasser le malade de ses douleurs? il fallait non pas énucléer comme M. Mengin, mais pratiquer une seconde énervation. C'est ce que fit notre maître, M. Dianoux, dans un cas à peu près analogue. « Je n'ai encore vu qu'une fois, dit-il, dans le mémoire cité plus haut les douleurs ciliaires revenir après l'opération, mais cette opération a été pratiquée à une époque où je ne m'attachais pas à retourner complètement l'hémisphère postérieur et à le dénuder jusqu'aux attaches des muscles droits. Une nouvelle énervation fit disparaître la névralgie. »

Enfin on a encore dit que, par le fait de la section des nerfs, la nutrition de l'œil était si profondément modifiée que la cornée devait fatalement s'ulcérer et le bulbe subir une atrophie complète. Les travaux de M. Redart nous ont montré ce qu'il fallait penser du rôle des nerfs ciliaire et optique comme nerfs trophiques. Ils n'ont aucune influence sur la nutrition de l'œil, ce sont les vaisseaux qui sont chargés de cette importante fonction, et la circulation se rétablit, nous le savons, avec la plus grande facilité au moyen des anastomoses et des ciliaires antérieures.

La clinique, de même que l'expérimentation, démontre qu'après la névrotomie optico-ciliaire on peut conserver le globe oculaire dans toute son intégrité. « La conservation du globe oculaire, après cette opération, est démontrée par les observations cliniques de section des nerfs optiques et ciliaires soit par traumatisme chirurgical dans l'ablation des tumeurs orbitaires soit par les plaies d'armes à feu, soit par les faits d'arrachement incomplet de l'œil suivi de guérison (1). » M. Dianoux dans son mémoire présenté à la Société de chirurgie en 1879, après l'exposé de quatre observations dont le résultat a été des plus favorables, conclut à la conservation du globe avec tout ou partie de ses propriétés constitutives. « Dans aucun des cas observés par moi, dit Meyer, nous n'avons pu constater une altération de sa transparence ni immédiatement après l'opération ni plus tard. Nous avons revu des malades jusqu'à deux ans après leur sortie de la clinique, pendant tout ce temps ils étaient restés sans trace des accès inflammatoires et des névralgies, les yeux opérés n'avaient subi aucun changement de volume ni d'aspect (2). »

Diminuer le traumatisme opératoire, respecter les vaisseaux, tels seront les moyens d'éviter la fonte de l'œil et l'ulcération de la cornée. Malgré ces précautions, il faut le reconnaître, la cornée peut s'ulcérer quelquefois, mais ces accidents sont dus aux irritations mécaniques et traumatiques qui viennent l'atteindre alors qu'elle est encore insensible. Jusqu'à ce que la sensibilité soit revenue, et nous avons vu qu'elle ne se fait pas longtemps attendre, on pourrait protéger la cornée soit par la suture provisoire des paupières, soit par quelque autre procédé d'occlusion. M. Dianoux n'a jamais eu recours à ces moyens, il

(1) Boucheron, mémoire présenté à l'Académie des sciences, 1876.

(2) Meyer, *De la valeur thérapeutique de la névrotomie optico-ciliaire* (*Journal de thérapeutique*, 1880).

s'est toujours contenté du bandage compressif seul, et cependant il n'a jamais observé de lésions cornéennes.

Quant à la tension oculaire, les expériences de Redart, de Boucheron, etc... et les observations cliniques nous montrent qu'elle diminue si légèrement qu'il n'est pas besoin de s'en préoccuper. Nous citerons à ce sujet l'observation suivante de M. Dianoux qui est concluante à cet égard : « J'ai pratiqué l'année dernière l'énervation chez un jeune homme qui, à la suite de granulations, avait subi deux iridectomies pour un staphylôme antérieur, sans résultat ; plus tard, il se développa dans la région de l'équateur un staphylôme sclérotical, l'œil était entièrement dur, augmenté de volume et très douloureux ; 15 mois après l'énervation la tension reste toujours glaucomateuse et je dois faire un massage régulier (1). » Ainsi donc voilà un œil glaucomateux qui est resté glaucomateux après l'énervation.

De tout ce qui précède nous pouvons conclure :

« 1° Qu'on peut, par le moyen d'une opération facile à pratiquer et dépourvue de gravité, rendre l'œil primitivement dangereux complétement inoffensif ;

2° Qu'après cette opération, l'œil énervé continue à vivre et peut conserver sa transparence, sa tension et ses mouvements normaux ;

---

(1) Dianoux, *Du traitement chirurgical de l'ophthalmie sympathique*, communication faite au Congrès d'ophthalmologie. Paris, 1886.

3° Qu'en cas même ou soit ultérieurement à l'opération soit par suite de complications, son volume serait réduit, il constitue cependant encore un moyen bien préférable comme support d'une pièce artificielle à celui qui suit l'énucléation (1). »

Cinquième Partie.

Pour terminer il nous reste à faire la critique des deux procédés qui se trouvent en présence de l'énervation, à savoir l'exentération et l'énucléation.

L'exentération consiste à amputer le segment antérieur de l'œil, à vider le globe oculaire et à pratiquer avec une curette tranchante le grattage de la cavité. Ce procédé nous semble insuffisant car il respecte le principal agent de transmission, les gaînes lymphatiques du nerf optique, il respecte aussi les nerfs ciliaires, le danger existe donc toujours pour l'autre œil, nous dirons même qu'il est augmenté car par le grattage on met à découvert une large surface riche en vaisseaux sanguins et lymphatiques par laquelle l'absorption des principes septiques peut se faire sur une plus grande étendue. Mais ce n'est pas tout. On a vu souvent à la suite de cette opération survenir des phlegmons graves de l'orbite menaçant même la vie de l'opéré. Knapp (2)

(1) Dianoux, *De l'énervation du globe de l'œil*, mémoire présenté à la Société de chirurgie, 1879.

(2) Knapp, de New-York, *Un cas d'éviscération de l'œil suivi de phlegmon de l'orbite (thrombose). Guérison. Réflexions.* Anh. für augenheilkunde, t. XVI, fasc. 1er, déc. 1885.

de New-York a cité tout récemment un cas de ce genre. Son malade avait présenté des accidents cérébraux assez inquiétants, il guérit, il est vrai, mais le résultat définitif avait été acheté cher, car la vie fut un moment en danger. Knapp admet que les veines du tissu élastique de la sclérotique restent béantes comme celles du tissu osseux après une amputation. Il en résulte que l'arrêt du sang ne peut s'y produire que par thrombose oblitérante qui expose à une sérte d'accidents. Citons enfin les cas de méningite qui ne sont pas rares. Les névralgies du moignon, et ce fait n'a rien qui puisse nous étonner, puisque les nerfs ciliaires ont été respectés. Une des principales causes de ces névralgies est l'irritation produite par l'appareil prothétique. Et disons en passant que ce n'est pas le seul méfait que l'on puisse mettre sur le compte de ces appareils; ils irritent aussi la conjonctive palpébrale d'où production d'un catarrhe chronique, écoulement purulent et danger d'inoculation pour l'œil. Ils nécessitent des soins de propreté journaliers qui finissent par devenir fastidieux pour les malades. Enfin, et cela doit rentrer en ligne de compte, par leur prix élevé, ils ne sont pas à la portée de tout le monde.

Dans l'énucléation, on ne conserve aucune partie du globe oculaire, l'œil est enlevé dans sa totalité. Il reste donc à la place une cavité dans laquelle séjourne des poussières et des liquides septiques, terrain très fertile en microbes qui n'attendent qu'une occasion, un traumatisme du moignon, par exemple, pour reprendre leur marche vers l'autre œil.

Le moignon, très petit, souvent insuffisant pour l'adaptation d'un appareil prothétique, est très sujet à s'enflammer soit par suite des irritations venues du dehors, soit par celle que cause la pièce artificielle. Et cette inflammation, en se propageant aux membranes qui entourent le cerveau, ne peut-elle pas produire les accidents redoutables de la méningite? Il existe actuellement dans la science 26 cas de mort, après l'opération de l'énucléation. Et nous croyons, avec M. Dor, qui dernièrement, au Congrès d'ophthalmologie, a apporté deux cas nouveaux, ce qui porte le chiffre à 29, que ce total est bien évidemment au-dessous de la réalité des choses.

Nous avons, ce nous semble, des motifs suffisants pour repousser l'exentération et l'énucléation et leur préférer l'énervation qui non seulement met un terme aux accidents d'ophthalmie sympathique mais encore permet de conserver le globe oculaire. « Je ne crois point qu'il me soit nécessaire d'accumuler ici des arguments en faveur de la conservation. Rien ne doit être retranché de l'économie, hors le cas d'absolue nécessité. C'est le principe invariable de la chirurgie conservatrice. Cette règle, la chirurgie oculaire doit l'observer comme les autres; elle a même des raisons toutes particulières d'y être fidèle. Quand il s'agit d'un organe comme l'œil, il n'est point indifférent que l'intervention du chirurgien ne nuise en rien à l'harmonie des formes et à l'aspect avantageux de la physionomie. On a cherché, on cherche encore à supprimer l'iridectomie dans l'opération de la cataracte en raison de la difformité due au coloboma qui en résulte. Cette difformité se peut-elle comparer à celle qui suit l'énucléation? Ai-je besoin de démontrer ici les avantages d'un moignon qui communique tous ses mouvements à la pièce d'émail qu'il supporte. N'est-ce pas pour arriver à l'illusion si complète que produit alors l'œil artificiel, que les nombreux procédés d'amputation partielle de l'œil ont été imaginés? Si les avantages d'un moignon mobile sont considérables, que dirons-nous donc de la conservation de l'œil avec son aspect normal?

Mais il existe encore une autre raison de préférer l'énervation à l'énucléation qui nous paraît non moins décisive dans un autre ordre d'idées. C'est la difficulté extrême que l'on éprouve souvent à obtenir d'un malade son consentement à l'amputation de son œil. Combien de fois n'est-il pas arrivé aux chirurgiens de voir le moment favorable se passer et l'ophthalmie sympathique faire des progrès que ne pouvait plus enrayer une opération à laquelle se résignait trop tard le malade sans compter les cas où il ne s'y résigne jamais. Or il n'y a plus ici à surmonter cette répugnance invincible et la facilité de pratiquer plus tôt l'énervation, est encore une supériorité de plus pour elle (1). » Enfin chez l'enfant la conservation du globe oculaire est indispensable pour éviter l'affaissement de l'orbite et l'atrophie du côté correspondant de la face.

CHAPITRE III.

OBSERVATIONS.

Nous allons rapporter, avant de conclure, quatre observations nouvelles dues à la pratique de M. le professeur Dianoux.

OBSERVATION I.

Énervation un mois après le début de l'ophthalmie sympathique. — Guérison.

Mlle Dupuis, de Riaillé, 9 ans. — Plaie pénétrante, œil gauche, six semaines avant l'examen. Le docteur Pedrono qui me remplaçait voit la malade le 16 août 1885. OG plaie étroite de la région ciliaire par pointe de couteau. Irido-cyclite. OD depuis quelques jours atteint : Iritis avec synéchies postérieures. On propose l'énucléation, les parents la refusent. — Le 23, V. = 1/10. L'iris s'est dilaté.

L'enfant est ramené au commencement du mois de septembre. Rechute complète. Iritis avec synéchies. Troubles de la chambre antérieure. Les parents veulent attendre mon retour.—Le 9, je propose l'énervation. Le 10, je la pratique avec les docteurs Malherbe et Pedrono. Dès le lendemain, amélio-

---

(1) Dianoux, *De l'énervation du globe de l'œil*, mémoire présenté à la Société de chirurgie, 1879.

ration notable. Quatre jours après la pupille est libre et dilatée, plus de photophobie. Pas de lésion de la papille à l'examen ophthalmoscopique.

Guérison rapide. J'ai revu plusieurs fois l'enfant, l'œil gauche ne s'est pas atrophié, mais l'exploration du fond de l'œil est impossible.

OBSERVATION II.

Énervation pour un staphylôme sclérotical avec tension glaucomateuse et douleurs ciliaires.— Guérison avec persistance de tension exagérée.

M. A..., 28 ans, employé de commerce, atteint de conjonctivite granuleuse depuis le mois de juillet 1877. Soigné d'abord à Nantes puis à Paris jusqu'en 1884. Pannus granuleux, puis perforation de la cornée droite. Synéchie antérieure. Staphylôme progressif. — Iridectomie. — Rechute. — Ponctions quotidiennes de la chambre antérieure pendant plusieurs semaines.

Le staphylôme s'étend, nouvelle iridectomie pratiquée par un troisième chirurgien. Résultat à peine marqué. Développement d'un second staphylôme vers la partie supérieure dans la région équatoriale. Trichiasis des quatre paupières pour lequel on pratique l'extirpation de tout le sol ciliaire. — Persistance et aggravation des douleurs ciliaires, irritation sympathique.

Je revois le malade le 10 mars 1884, le staphylôme cornéen est affaissé mais le staphylôme sclérotical augmenté.

M. A. réclame l'énervation qu'il avait vainement sollicitée de son dernier médecin.

L'opération est pratiquée le 26 avec les docteurs Malherbe et Pedrono.

Guérison sans accidents. —Disparition des douleurs ciliaires et de l'irritation sympathique mais persistance jusqu'à ces derniers temps de la tension glaucomateuse qu'il faut combattre par des massages méthodiques. Restitution rapide, quatrième jour, de la sensibilité de la cornée. L'état du staphylôme est demeuré stationnaire.

OBSERVATION III.

Énervation pour Irido-cyclite avec infiltration purulente et présence d'un corps étranger dans l'œil. — Guérison.

Laisné, 6 ans, du Loroux Botteraux. En jouant a fait éclater une capsule dont un fragment a pénétré dans l'œil gauche à la partie supéro-interne, traversant la sclérotique un peu au-devant du corps ciliaire. Iritis limitée au début dans la région blessée. Formation rapide d'un décollement par attraction de la rétine, le corps étranger doit occuper la région ciliaire. Peu à peu extension de l'iritis et de la cyclite. — *Début d'infiltration purulente* du corps vitré et de la chambre antérieure. *Énervation* pratiquée le 20 avril 1885 à la clinique de l'Hôtel-Dieu. Éclaircissement progressif de la chambre antérieure. Disparition de l'injection ciliaire. — Guérison. — Malade revu en dernier lieu le 7 janvier 1886. Œil un peu diminué de volume, un peu mou. Absolument indolore.

OBSERVATION IV.

Énervation pour Irido-cyclite avec infiltration purulente du corps vitré. — Guérison.

Enfant de cinq ans et demi. Fragment de roseau ayant perforé la cornée à sa jonction avec la sclérotique et pénétré jusque dans le corps vitré. Après l'excision de l'iris hernié la plaie se réunit mais une irido-cyclite se développa avec *infiltration purulente* du corps vitré.

Énervation. Tous les phénomènes s'amendèrent, les milieux de l'œil s'éclaircirent peu à peu et actuellement après deux ans l'œil reste indolore et remplit encore très convenablement son rôle décoratif quoique diminué de volume *et la face a gardé son développement symétrique.*

Remarque. — Nous désirons attirer l'attention sur ces deux dernières observations. Elles sont très remarquables en ce sens, que l'énervation a du être pratiquée en pleine suppuration et réussir, en faisant même disparaître le processus inflammatoire suppuratif. Il y a là un fait très curieux au point de vue des déductions de physiologie pathologique et dont on pourrait tirer parti pour arrêter les menaces de phlegmons. Nous nous contentons de signaler ce fait qui mérite d'être pris en sérieuse considération, mais nous ne nous y arrêterons pas plus longuement, parce que ce serait sortir de notre sujet et qu'il faut attendre pour tirer des conclusions positives, qu'un plus grand nombre d'observations se soient produites à ce sujet.

CONCLUSIONS.

L'énervation peut au même titre que l'énucléation préserver de l'ophthalmie sympathique et la combattre une fois développée.

Elle est moins dangereuse, d'une exécution peu difficile et produit des effets durables.

Elle est moins barbare, car elle ne produit aucune mutilation et permet au squelette de la face de se développer normalement chez l'enfant.

Elle est acceptée bien plus facilement par les malades, dont beaucoup, à leur grand préjudice refusent de se laisser enlever l'œil et ne se décident que trop tard.

Enfin elle est conforme à la loi de la chirurgie conservatrice qui défend de rien retrancher de l'organisme de ce que l'art peut lui conserver (1).

(1) Dianoux, communication au Congrès d'opthalmologie. Paris, 1886.

INDEX BIBLIOGRAPHIQUE.

Rondeau (A. M.). — Des affections oculaires réflexes et de l'ophthalmie sympathique (*Thèse* de Paris, 1866, n° 29).

Boucheron. — Du traitement de l'ophthalmie sympathique par la section des nerfs ciliaires et du nerf optique substituée à l'enlèvement de l'œil (*Communication à l'Académie des sciences*, Paris, 1876).

Reclus. — Des ophthalmies sympathiques (*Thèse d'agrégation*, Paris, 1876).

Dianoux. — De l'énervation du globe de l'œil (*Mémoire présenté à la Société de chirurgie*, Paris, 1879).

Giraud-Teulon. — Névrotomie optico-ciliaire et énucléation de l'œil (*Gazette des Hôpitaux*, Paris, 1876, hi 1172-1174).

Schweiger. — Ueber sympathische augenleiden. Des ophthalmies sympathiques (*Berlin, Klin. Wochens*, n° 20, p. 281, 20 mars 1878).

Redart. — De la section des nerfs ciliaires et du nerf optique (*Thèse* de Paris, 1879).

Meyer. — La valeur thérapeutique de la névrotomie optico-ciliaire (*Journal de Thérapeutique*, 1880).

M. G. Raynaut. — De l'ophthalmie sympathique. Etiologie, symptomatologie et traitement (*Thèse* de Montpellier, 1880).

Chuffart. — Traitement de l'ophthalmie sympathique (*Thèse* de Paris, 1881, n° 100).

Poncet de Cluny. — De la section vasculo-nerveuse optico-ciliaire et des altérations consécutives dans les membranes profondes de l'œil (*Archiv. d'ophthal.*, 1881, p. 120).

Redart. — Recherches expérimentales sur la section des nerfs ciliaires et du nerf optique (*Archiv. d'ophthal.*, 1881, p. 261).

Becker. — Ueber die Enstehung der sympathischen ophthalmie. Pathogénie de l'ophthalmie sympathique (*Berlin, Klin. Woch.*, n° 26, p. 379, 27 juin 1881).

Hirschberg et Uhthoff. — Zur Pathologie der sympathischen augenentzundungen. Lésions des nerfs ciliaires dans l'ophthalmie sympathique (*Berlin, Klin. Woch.*, n° 23, p. 332 et n° 32, p. 465, 6 juin et 8 août 1881).

Krause. — Anatomische Unterschungen ueber das verhalten der ciliarnen nach der nevrotomia optico-ciliaris. Recherches anatomiques sur l'état des nerfs ciliaires après la névrotomie (*Berlin, Klin. Woch*, n° 12, p. 122, 20 mars; n° 30, p. 458, 24 juillet; n° 31, p. 433, 31 juillet 1882).

R. Deutschmann. — Ein experimenteller Beitrag Zur Pathogenese der sympathischen augenentzundung (*Arch. f. opht.*, XXVIII, 2, p. 291-300). Contribution expérimentale à la Pathogénèse de l'ophthalmie sympathique.

R. Deutschmann. — Ueber experimentale Eizengung sympathischen ophthalmie (*Arch. f. opht.*, XXXIX, 4, p. 161). De la production expérimentale de l'ophthalmie sympathique.

R. Deutschmann. — Nachträgliche Bemerkung Zur Pathogenese der ophthalmie. Supplément à la pathogénèse de l'ophthalmie sympathique (*Graefe's archiv.*, XXX, 4, p. 315-317).

R. Deutschmann. — Zur pathogenese der sympathischen ophthalmie. La Pathogénèse de l'ophthalmie sympathique (*Graefe's archiv.*, XXX, p. 72-122).

Leber. — Bemerkungen ueber die sympathischen augenerkungen. Remarques sur la pathogénie de l'ophthalmie sympathique (*Arch. für ophthalmie*, t. XXXIV, 1re partie, p. 125).

Graeffe (de). — De l'énucléation et de l'exentération du globe oculaire. (*Communication faite à l'assemblée des médecins allemands, session de Magdebourg*, 1884).

Abadie. — Quelques considérations pratiques sur l'ophthalmie sympathique (*Archiv. d'ophthal*, p. 130, mars-avril 1884).

Alt. — A case of neuroretinitis. Remarks on sympathetic ophthalmia (*Amer. Journ. of opht.*, juillet 1884). Un cas de neurorétinite sympathique. Remarques sur l'ophthalmie sympathique.

C. Schweiger. — Ueber resection der schnerren. Resection du nerf optique (*An. für augenheilkunde de Pazentecker*, t. XV, fasc. 1).

Paris. — Imp. F. Pichon, 30, rue de l'Arbalète, & 24, rue Soufflot.

www.ingramcontent.com/pod-product-compliance
Ingram Content Group UK Ltd.
Pitfield, Milton Keynes, MK11 3LW, UK
UKHW022136170726
13837UKWH00004B/1596